Dr J. D'HERBÉCOURT

Dr H. CABOCHE

Dr P. DE FONT-RÉAULX

Dr L. LEROY

Polyclinique
Maison de Santé

Spécialités Chirurgicales

PARIS

73, Rue d'Amsterdam, 73

TÉLÉPHONE 325-08

POLYCLINIQUE = MAISON DE SANTE

Spécialités Chirurgicales

CHIRURGIE GÉNÉRALE — GYNÉCOLOGIE

Dr D'HERBÉCOURT, Anc. Interne en Chirurgie des Hôpitaux de Paris
Chirurgien de la Société Sportive d'Encouragement

Mardi, 9 h. à 11 h. - Jeudi, Samedi, 3 h. à 5 h.- Vendredi soir, 7 h. 1/2 à 9 h.

NEZ — LARYNX — OREILLES

Dr CABOCHE, Ancien Interne et Assistant d'Oto-Laryngologie
des Hôpitaux de Paris

Lundi, Mercredi, Vendredi, 3 h. à 5 h. - Vendredi soir, 7 h. 1/2 à 9 h.

MALADIES DES YEUX

Dr P. DE FONT-RÉAULX, Ancien Interne des Hôpitaux de Paris

Mardi, Jeudi, Samedi, 3 h. à 5 h. - Mercredi soir, 7 h. 1/2 à 9 h.

VOIES URINAIRES

Dr LEROY, Ancien Interne des Hôpitaux de Paris et du Service
des Voies Urinaires de Lariboisière

Lundi, Mercredi, Vendredi, 3 h. à 5 h.- Mercredi soir, 7 h. 1/2 à 9 h.

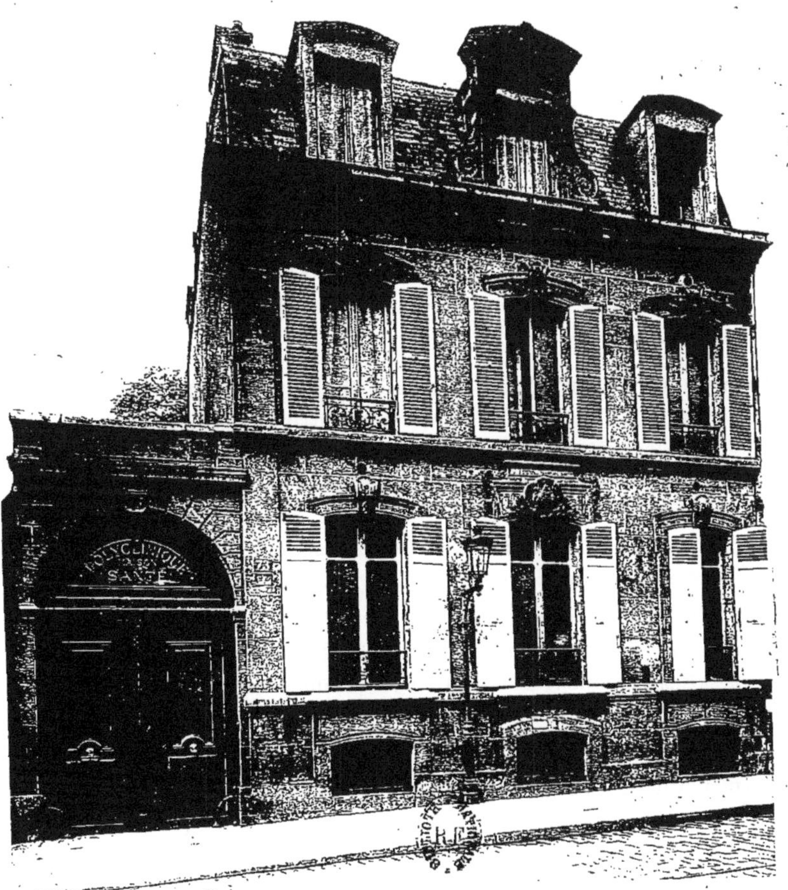

Façade de la Maison sur Rue

Polyclinique - Maison de Santé

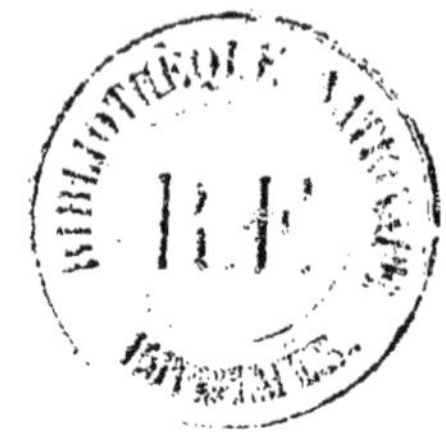

73, Rue d'Amsterdam, PARIS

Réunir les spécialités chirurgicales les plus fréquentes (*) *en un établissement destiné surtout à la classe moyenne, tel est notre but.*

Nous nous placerons donc, dans l'échelle sociale, avec les malades auxquels nous nous adressons, entre les Maisons de Santé généralement existantes, dont les prix élevés, joints aux honoraires des opérateurs, sont souvent une si grande gêne, sinon un obstacle absolu pour beaucoup, et l'Hôpital dont nous n'avons pas ici à rappeler, à côté des soins si éclairés que l'on y donne, les conditions matérielles souvent pénibles, mais malheureusement impossibles à éviter que l'on y trouve.

Au point de vue pratique et matériel, nous avons voulu que nos salles de consultations et d'opérations présentent, grâce à une installation toute moderne, une sécurité absolue, que les chambres indépendantes aient tout le confort désirable.

Au point de vue moral, nous laisserons le malade en contact avec les siens dans la plus grande mesure possible et serons heureux de trouver dans la présence du médecin traitant les renseignements et les conseils souvent si utiles pour l'établissement du traitement.

(*) CHIRURGIE GÉNÉRALE. — GYNÉCOLOGIE.
NEZ, - LARYNX, - OREILLES.
MALADIES DES YEUX.
VOIES URINAIRES.

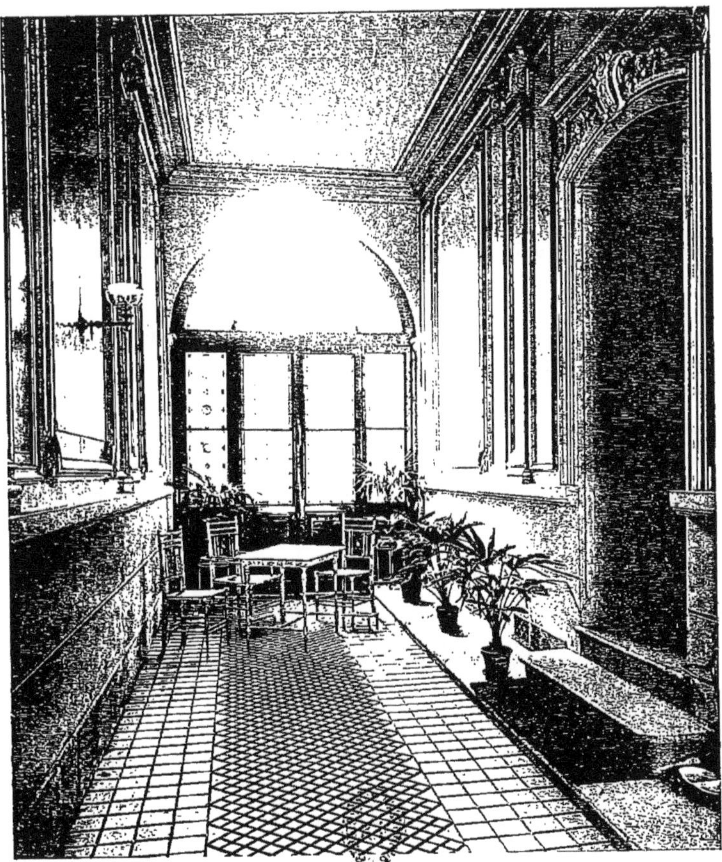

Hall - Jardin d'hiver

DISPOSITION GÉNÉRALE

La POLYCLINIQUE - MAISON DE SANTÉ est installée, 73, Rue d'Amsterdam, dans un hôtel particulier, entre rue et jardin. Située entre la Gare Saint-Lazare et la Place Clichy (*), elle comprend des sous-sols surélevés, un rez-de-chaussée, deux étages.

Un Hall-Jardin d'Hiver fait suite à la porte cochère sur la rue. Il donne accès, d'une part, à l'entrée principale de la maison et à l'escalier de service, d'autre part, au jardin par une large baie vitrée pouvant s'ouvrir. Les voitures peuvent ainsi entrer déposer les malades à leur destination et ressortir en faisant le tour de la pelouse du jardin, ce qui évite à tous la descente aux yeux du public.

Le Jardin, bien ombragé et fleuri, est contigu lui-même à d'autres jardins plantés d'arbres, constituant autour de l'établissement un large périmètre non bâti. Un perron relie ce jardin à la maison.

Les Sous-Sols, surélevés, bien aérés et éclairés, renferment le réfectoire du personnel, la cuisine, les dépendances et les différentes installations du calorifère, de l'eau, du gaz, de l'électricité. Une salle spéciale y est destinée à la Pharmacie et à la stérilisation des objets de pansement pour le service des consultations.

(*) Desservie directement par les lignes Trinité, Saint-Ouen, Saint-Denis, Epinay, Enghien; Montmartre-Saint-Germain-des-Prés.

A proximité des nombreux moyens de communication de la Gare Saint-Lazare, de la Trinité, et de la Place Clichy (Métropolitain).

Rez-de-Chaussée

Service des Consultations

Sur un vestibule central s'ouvrent, au fond, le cabinet de la Directrice, à droite un salon d'attente et une salle de consultation communiquant ensemble, à gauche un salon d'attente et une salle de consultation d'une disposition identique.

Le Cabinet de la Directrice renferme en outre des bureaux, le téléphone qui relie la Clinique à la ville et aux domiciles particuliers de chacun des chirurgiens.

Les Salons d'attente, pourvus d'un mobilier facilement lavable, sont aménagés de façon à procurer aux malades une attente dans des conditions suffisantes de confort.

La première Salle de Consultation renferme deux installations distinctes, l'une pour la *Chirurgie générale et la Gynécologie*, l'autre pour les *Voies urinaires.*

Entièrement peinte en blanc, le sol recouvert de linoléum, elle possède un lavabo fournissant l'eau aux différentes températures, et auquel s'ajoutent des barillets d'antiseptiques à pédale manœuvrant au pied.

Deux rhéostats, l'un pour la lumière, l'autre pour le cautère, sont fixés au mur. Une vitrine renferme les divers instruments, qui ne sortent jamais de cette salle. Des guéridons roulants en lave émaillée supportent les plateaux et cuvettes pour les examens de chaque opérateur.

Les instruments sont, entre chaque examen, stérilisés dans un bouilleur spécial ; une étuve à formol est employée pour la stérilisation des sondes.

Une table à renversement sert aux divers examens gynécologiques. Une autre table, réservée aux urinaires, permet, par ses transformations diverses, de pratiquer l'exa-

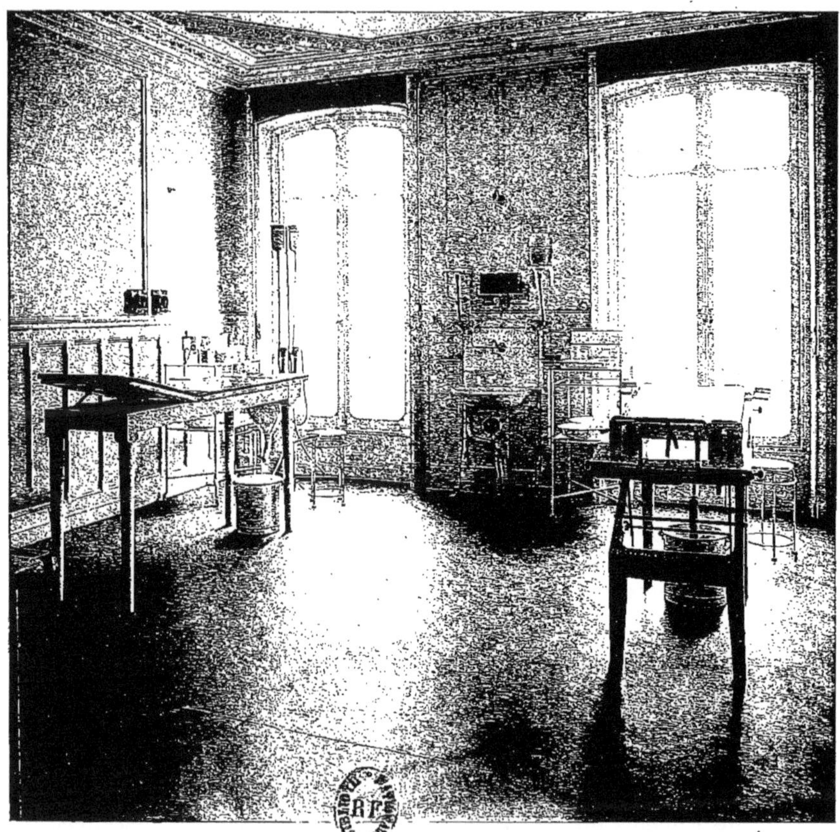

Première Salle de Consultation

men dans la position horizontale, la cystoscopie, l'endoscopie et la séparation des urines.

Des stores noirs assurent à la salle l'obscurité que nécessitent certains examens. Mentionnons encore l'installation destinée à la pratique des examens microscopiques.

La deuxième Salle de Consultation est réservée, d'une part aux maladies du *nez*, *larynx*, *oreilles*, d'autre part aux *maladies des yeux*.

Elle est aussi peinte en blanc et présente, au point de vue de l'aménagement (vitrine, stores noirs, lavabos, etc.), les mêmes dispositions générales que la première.

Un tableau réducteur de Gaiffe, branché sur le courant de secteur, permet d'alimenter le miroir frontal de Clar, destiné à l'examen du malade. Il alimente également une batterie d'accumulateurs pour divers cautères utilisés en oto-laryngologie et en ophtalmologie. Pour éviter tout danger de perte à la terre, et par conséquent de secousses électriques, nous utilisons directement, à l'aide d'un interrupteur spécial, le courant à la sortie des accumulateurs sans repasser par le tableau.

Le courant réduit, et celui des accumulateurs est distribué ensuite dans l'autre salle de consultation et dans la salle d'opération que nous verrons plus loin.

Une lampe électrique focale en verre dépoli sauf sur une surface circulaire déterminée, munie d'un rhéostat servant à graduer l'intensité de la lumière, permet, suivant le cas, l'éclairage oblique pour les plans antérieurs de l'œil ou l'éclairage direct pour le fond de cet organe.

Une table basse est destinée aux examens et pansements nécessitant le décubitus dorsal.

Comme nous le verrons plus tard, les consultations sont particulières ; une infirmière est attachée spécialement à chaque salle.

Premier Etage - Service des Opérations

L'escalier aboutit à cet étage à un vaste palier demi-circulaire, recouvert entièrement de linoléum, comme les marches qui y donnent accès. Sur ce palier s'ouvrent indépendamment les unes des autres : la porte de la salle d'opération, celle de la salle de stérilisation, celles enfin de trois chambres de malades. C'est là que se trouve le chariot-brancard, destiné au transport des malades, dont le plateau peut se transformer successivement en fauteuil et en chaise-longue.

La Salle d'Opération est recouverte d'un carrelage en grès cérame blanc. Des gorges de même grès relient le plancher aux murs. Une vidange automatique assure l'écoulement des liquides employés à laver le sol. Les murs, dont tous les angles sont arrondis, sont recouverts de ripolin blanc, ainsi que le plafond, au niveau duquel cinq lampes électriques, puissantes et à culasse métallique, assurent pour les interventions d'urgence une lumière parfaite.

Les deux grandes fenêtres de cette salle sont pourvues de glaces à pointes de diamant. Les portes sont recouvertes d'une forte tôle, de niveau avec les murs, et peinte également au ripolin. Aucun tuyau, aucune saillie ne viennent dans cette salle former réceptacle aux poussières.

Deux rhéostats, l'un pour la lumière (miroir de Clar), l'autre pour le cautère, y sont fixés sur une plaque de marbre blanc.

La bouche du calorifère porte un dispositif spécial permettant de filtrer sur coton l'air chaud qui y arrive.

Deux lavabos, avec mélangeur d'eau chaude et eau froide manœuvrant au pied, et vidange de la cuvette manœuvrant au genou, occupent la paroi de cette salle qui la sépare de la salle de stérilisation. Nous verrons plus loin comment,

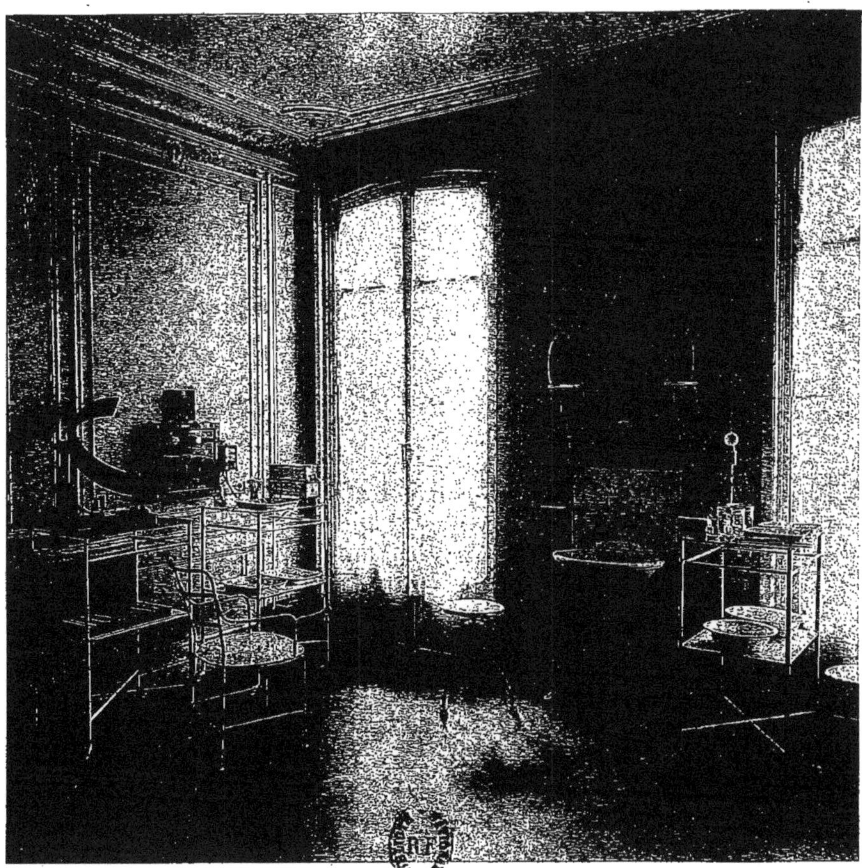

Hélio Le Deley, Paris

Deuxième Salle de Consultation

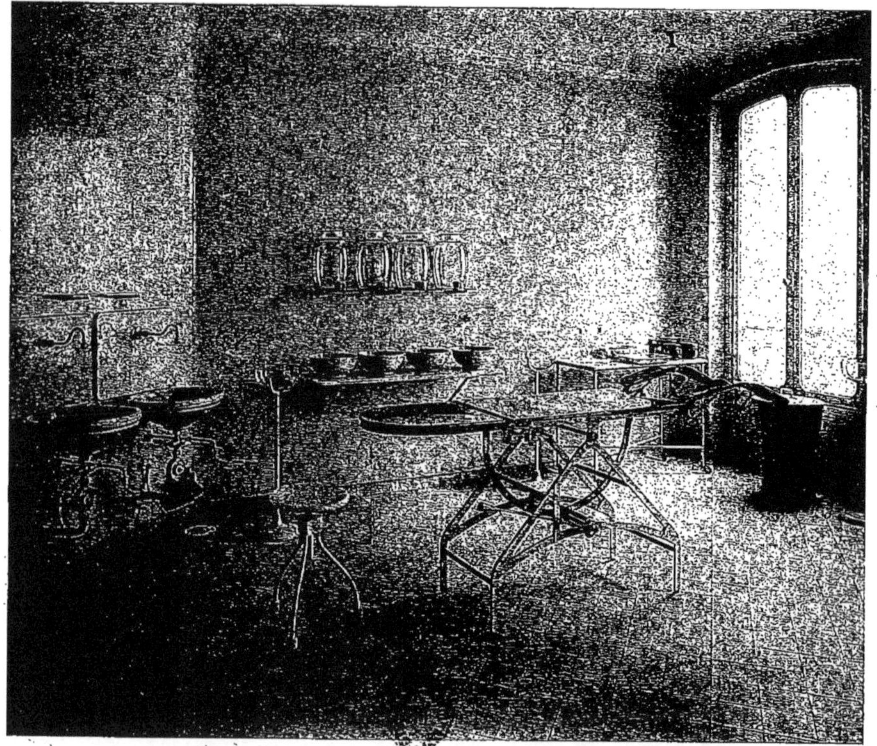

Salle d'Opération

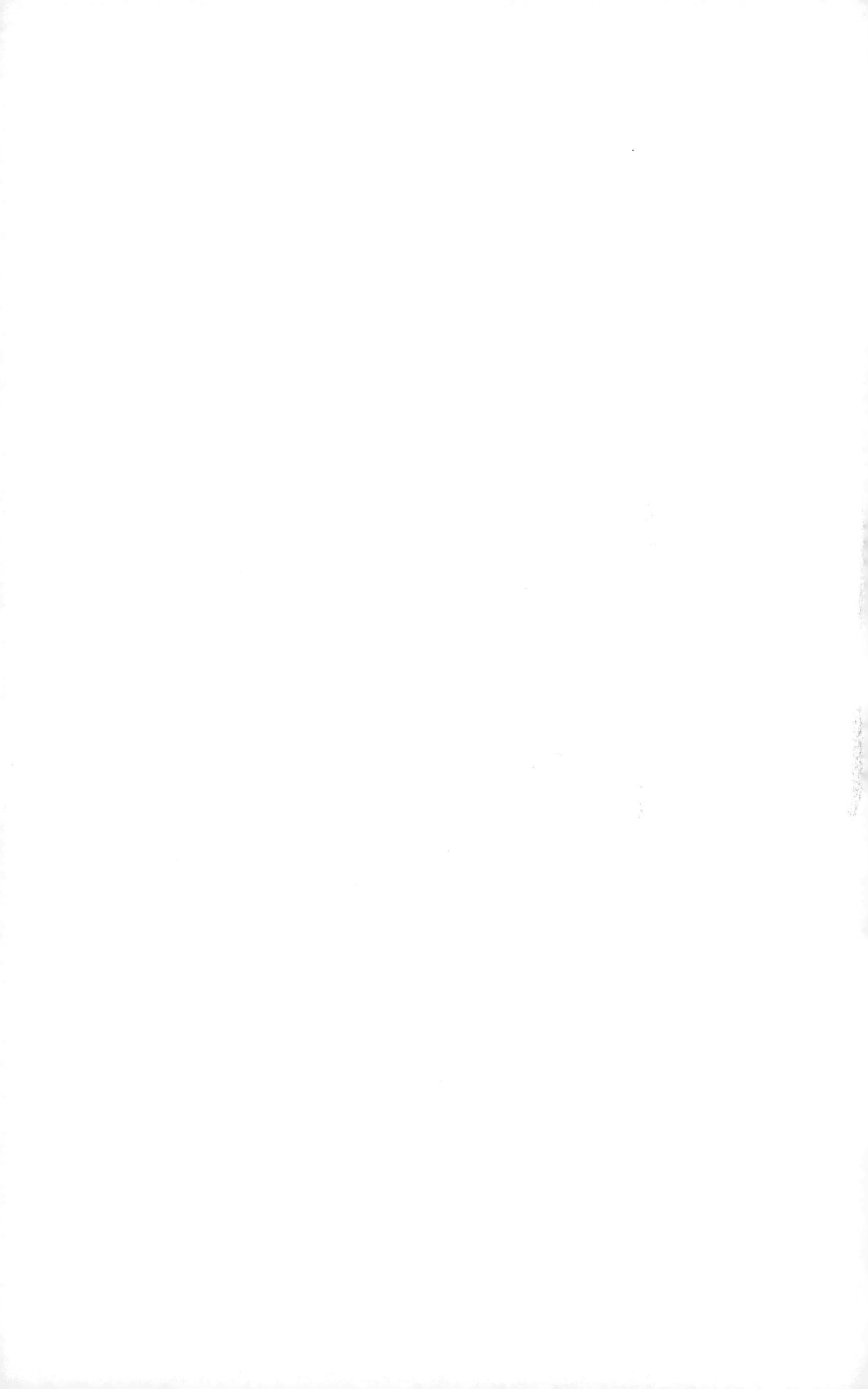

par ce mécanisme, on n'emploie, même pour le lavage des mains et celui des malades, que de l'eau stérilisée à l'autoclave.

A côté de ces lavabos se trouve une tablette en verre, scellée au mur. Elle supporte les barillets d'antiseptiques dont le liquide s'écoule dans des capsules situées au-dessous, sur une tablette en lave émaillée.

Deux tables en lave émaillée, montées sur roulettes de caoutchouc, ainsi que des porte-capsules de cristal, complètent le mobilier opératoire avec des tabourets à élévation pour les opérateurs. Une hotte en tôle laquée au feu et à couvercle reçoit immédiatement les linges souillés.

La table d'opération, très simple, offre une disposition nouvelle. Le plateau oscille d'avant en arrière, sur un axe transversal et médian, reposant sur le châssis de la table. Un arc à concavité supérieure, dont les extrémités supportent celles du plateau, glisse dans une gouttière, embrassant sa convexité. Il suffit donc d'immobiliser cet arc dans les divers points de sa course pour réaliser toutes les positions d'inclinaison désirables. Ce but est atteint d'une façon très pratique au moyen d'une clavette à ressort, mue par l'intermédiaire d'un levier à portée du chloroformisateur. Cette clavette s'engage dans le trou correspondant, parmi les trous dont l'arc a été perforé.

La Salle de Stérilisation communique avec la salle d'opération par une large baie vitrée. Carrelée de même en grès cérame blanc, et à angles arrondis, elle est peinte au ripolin. Un tuyau d'aération, allant jusqu'au faîte de la maison, présente dans son trajet des coudures évitant la chute dans cette salle des poussières du dehors.

Nous y trouvons tout d'abord l'autoclave à triple usage, branché directement sur les conduites d'eau et de gaz de la ville.

L'autoclave, proprement dit, est relié par une tuyauterie spéciale, conductrice de vapeur et d'eau, à deux réservoirs alimentant eux-mêmes les robinets des lavabos de la salle d'opération. Il suffira de faire passer pendant un quart d'heure un courant de vapeur dans les tuyauteries et les réservoirs pour que toutes ces conduites soient stérilisées. Cette chose une fois faite, on remplit les réservoirs d'eau chaude et d'eau froide avec l'eau stérilisée de l'autoclave. Fermant en outre les robinets des différentes conduites, l'autoclave, ainsi isolé, permet la stérilisation des matériaux de pansements.

Un appareil à coction au borate de soude assure à son tour la stérilisation des instruments.

De larges tablettes en verre, scellées sur toute la longueur de la salle et pouvant se rabattre, servent de tables pour les diverses manipulations.

La Chambre de Chloroformisation s'ouvre sur le côté opposé de la salle d'opération. De plein-pied avec cette dernière, elle permet au brancard de transporter le malade, en lui évitant ainsi la vue de l'arsenal chirurgical.

Les Chambres des Malades sont toutes installées de la même façon. Le sol est recouvert partout de linoléum, sans raccords pour éviter les joints. Les murs sont peints au blanc de zinc, dans des tons doux à l'œil et variant suivant les chambres. Leur propreté et leur nettoyage sont donc facilement assurés.

Le lit, modèle de l'Institut Pasteur, est, ainsi que les tables et les chaises, métallique et laqué au feu. Des tables de toilette en marbre blanc, des commodes laquées, à coins arrondis et sans aucune moulure, en complètent l'ameublement.

Un appareil portatif, nickelé, à interrupteur au niveau de la douille de la lampe, est placé à portée de chaque malade. Cet éclairage, faisant veilleuse, complète l'éclairage de chaque chambre.

Les chambres donnent sur le jardin, l'une d'elles est à deux lits, pour le cas où une personne de sa famille veut demeurer auprès de l'opéré.

Les water-closets, isolés, avec une grande fenêtre donnant sur la terrasse, sont pourvus de l'installation du tout à l'égout.

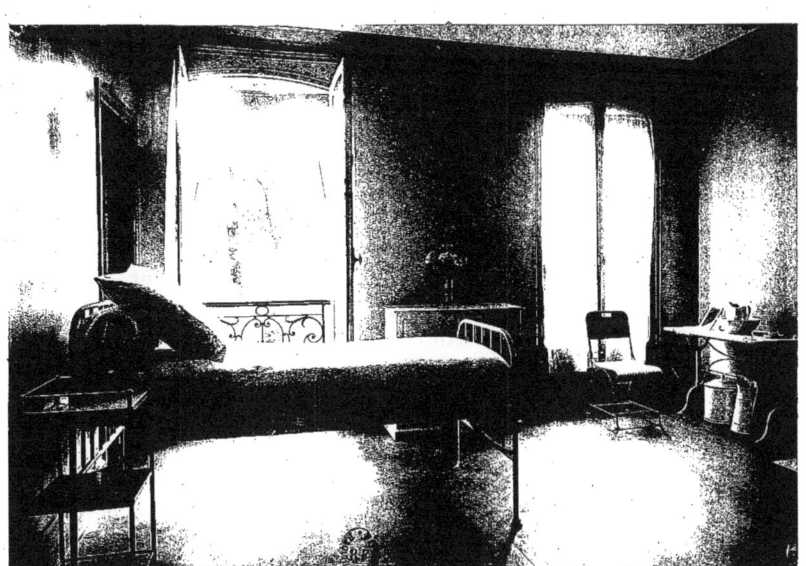

Chambre de Malade

Deuxième Etage

Cet étage ne renferme, outre le logement du personnel complètement isolé, que des chambres de malades.

Un large Couloir fait suite à l'escalier, toujours recouvert de linoléum. C'est là que s'ouvrent, indépendantes les unes des autres, les portes des chambres de malades.

Un chariot métallique à pansement, destiné à cet étage seul, peut facilement y circuler, ainsi que le brancard des malades. Une prise d'eau avec vidange en occupe l'extrémité, une large prise d'air assure la ventilation parfaite de cet étage.

Les Chambres de Malades offrent toutes encore la même installation (linoléum, peintures murales, mobilier entièrement métallique et laqué au feu). Elles ne présentent que ceci de particulier : c'est qu'au-dessus de chaque porte donnant sur le couloir se trouve une plaque de verre perforé pour en assurer la ventilation.

Chacune a naturellement sa fenêtre.

Une seule donne sur la rue, les autres ont vue sur le jardin, dont les ombrages élevés sont cependant assez distants des fenêtres pour permettre au soleil d'y parvenir directement.

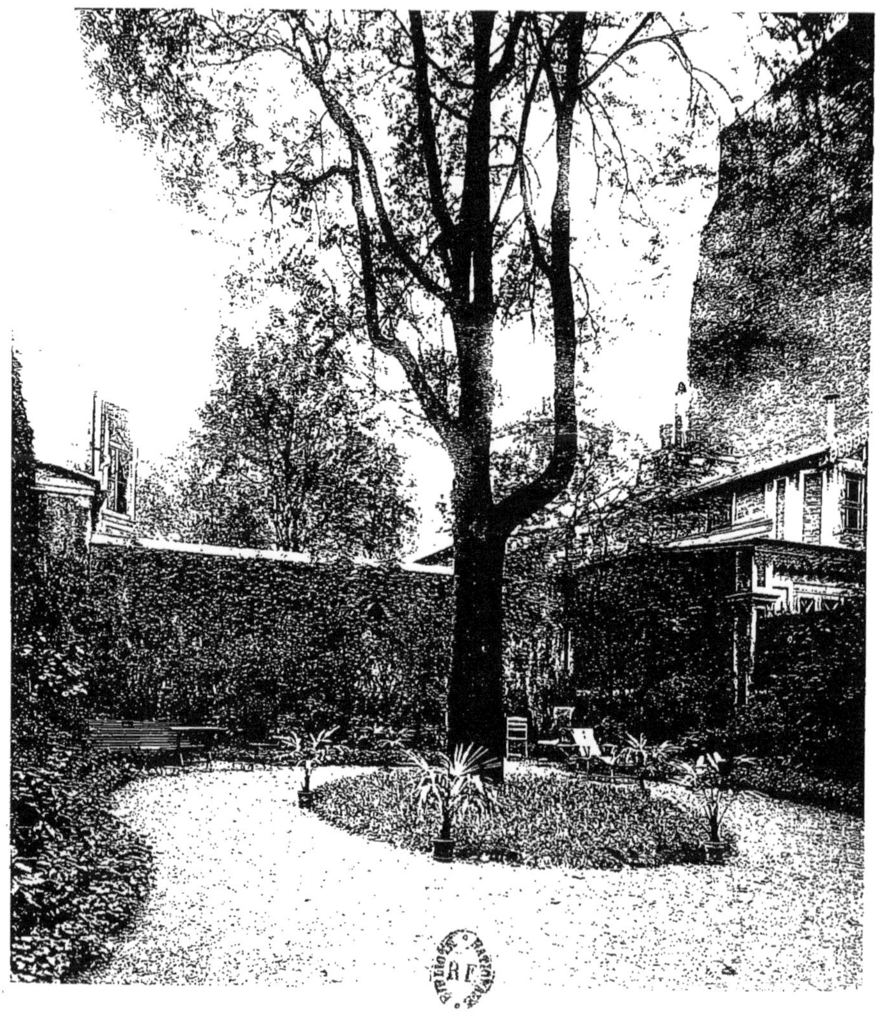

Jardin

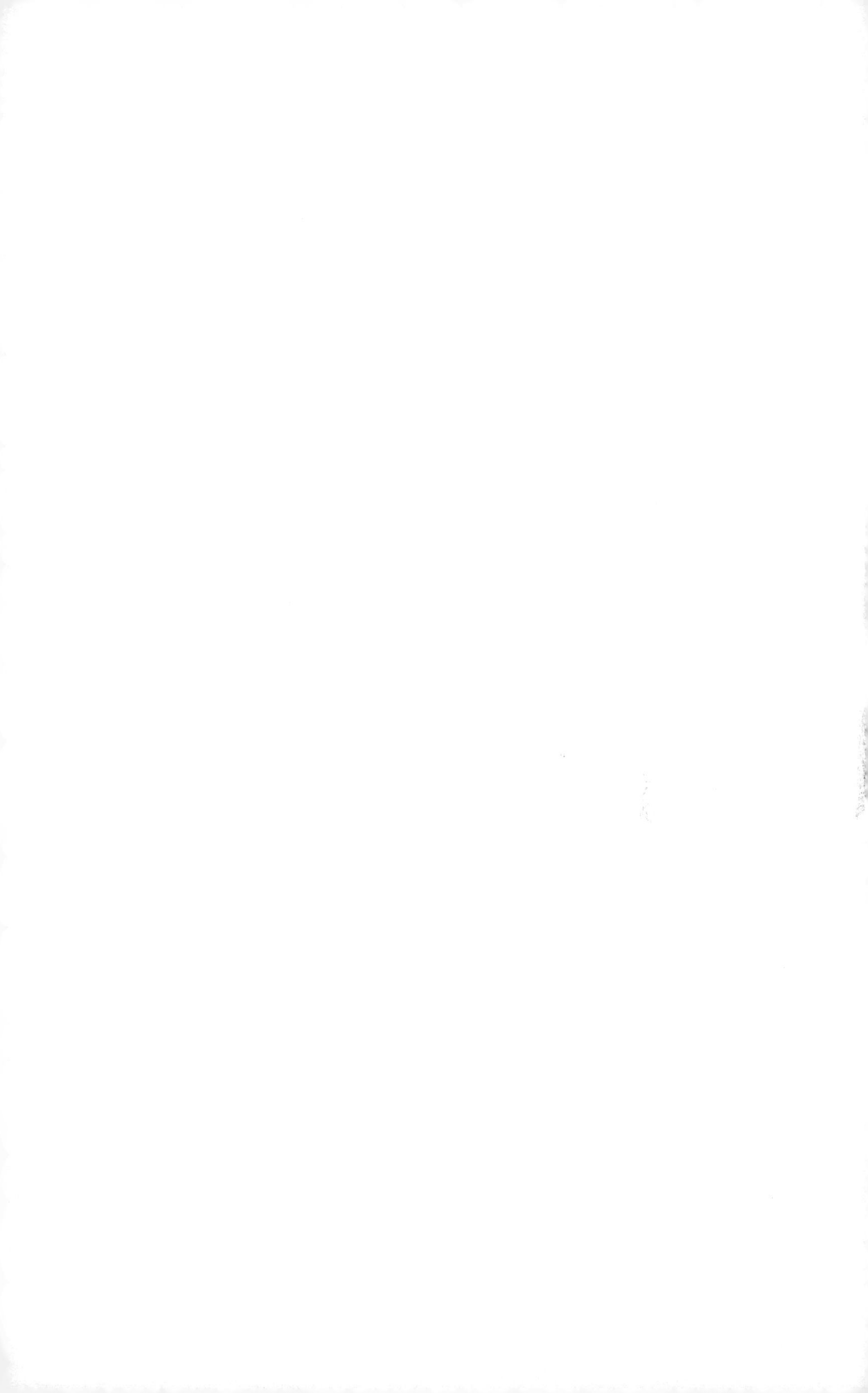

FONCTIONNEMENT

Les consultations sont, ainsi que nous l'avons dit, toutes particulières, uniquement chirurgicales et payantes. Insistons sur ce point que nous les avons placées, non-seulement l'après-midi, mais le soir après le dîner, pour permettre aux malades de recevoir des soins, sans mettre obstacle à leur travail.

Dans les cas qui l'exigeront, le traitement sera poursuivi sur rendez-vous.

Les opérations se font toujours le matin, sauf pour les cas d'urgence, qui peuvent être traités de jour et de nuit. Consultations et opérations sont toujours faites par les chirurgiens eux-mêmes, sans adjonction d'élèves.

Les malades, toujours soignés par la même infirmière, n'auront pas à supporter les inconvénients qui résultent souvent d'un changement de personnes. La nourriture, les frais de pansements, pharmacie et autres sont, dans tous les cas, compris dans le prix fixe de la pension.

Les malades peuvent recevoir, à toute heure du jour, et cela subordonné seulement à leur état de santé, les visites qu'ils désirent, soit dans leur chambre, soit au jardin.

Le médecin traitant trouvera toujours largement ouvertes les portes des salles de consultation et d'opération. Il pourra toujours, sur le simple vu de sa carte, entrer immédiatement en rapport avec ses malades au cours de leur traitement.

Nos infirmières instruites et rompues aux exigences de l'antisepsie présentent, au point de vue technique, une sécurité absolue. Le soin qui a présidé à leur recrutement nous est un sûr garant de leur dévouement.

Nous nous en voudrions de ne pas remercier ici Monsieur Postel-Vinay, architecte du Gouvernement. Grâce à son concours éclairé, nous possédons une installation répondant, croyons-nous, au but que nous nous sommes proposé.

Dr D'HERBÉCOURT
Ancien Interne en Chirurgie des Hôpitaux de Paris
Chirurgien de la Société Sportive d'Encouragement

Dr CABOCHE
Ancien Interne et Assistant d'Oto-Laryngologie
des Hôpitaux de Paris

Dr P. DE FONT-RÉAULX
Ancien Interne des Hôpitaux de Paris

Dr LEROY
Ancien Interne des Hôpitaux de Paris
et du Service des Voies Urinaires de Lariboisière

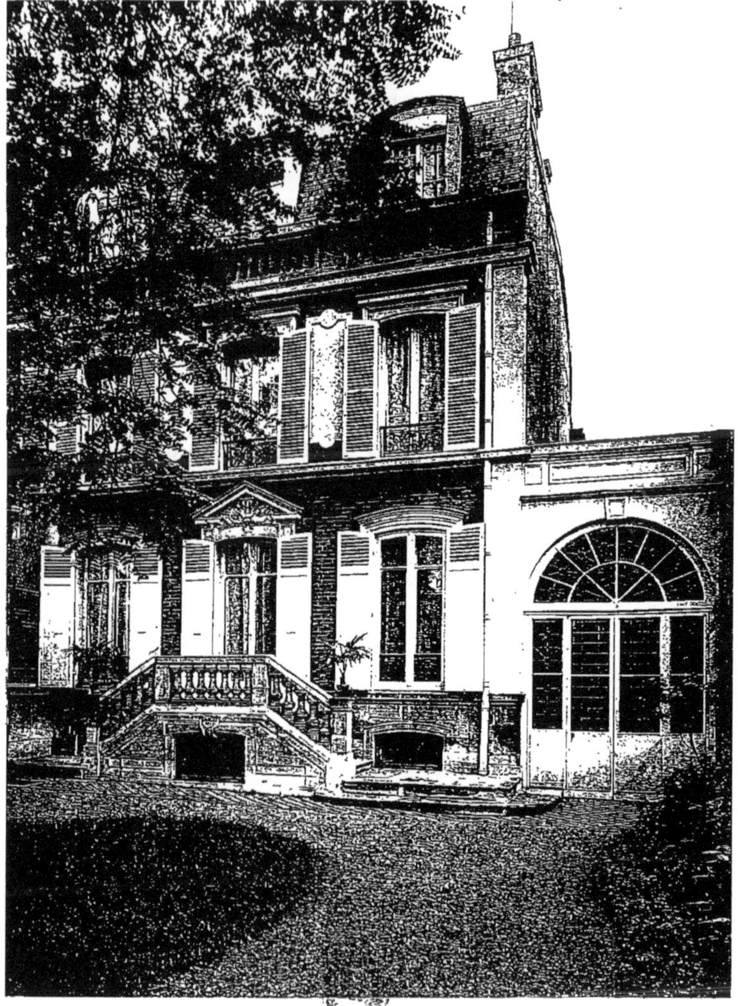

Façade de la Maison sur le Jardin

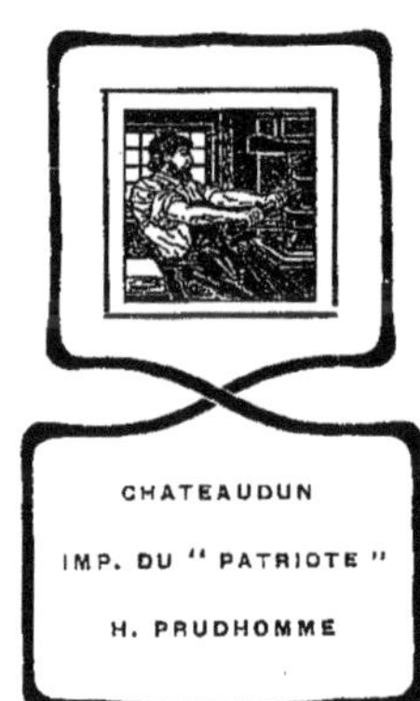
CHATEAUDUN
IMP. DU "PATRIOTE"
H. PRUDHOMME

www.ingramcontent.com/pod-product-compliance
Ingram Content Group UK Ltd.
Pitfield, Milton Keynes, MK11 3LW, UK
UKHW020427220726
13923UKWH00005B/2137

9 782016 167328